Manel Boudokhane
Hiba Bettaieb
Ons Hamdi

Doenças estáticas do pé e lombalgia: qual é a relação oculta?

Manel Boudokhane
Hiba Bettaieb
Ons Hamdi

Doenças estáticas do pé e lombalgia: qual é a relação oculta?

ScienciaScripts

Imprint
Any brand names and product names mentioned in this book are subject to trademark, brand or patent protection and are trademarks or registered trademarks of their respective holders. The use of brand names, product names, common names, trade names, product descriptions etc. even without a particular marking in this work is in no way to be construed to mean that such names may be regarded as unrestricted in respect of trademark and brand protection legislation and could thus be used by anyone.

Cover image: www.ingimage.com

This book is a translation from the original published under ISBN 978-620-6-72482-7.

Publisher:
Sciencia Scripts
is a trademark of
Dodo Books Indian Ocean Ltd. and OmniScriptum S.R.L publishing group

120 High Road, East Finchley, London, N2 9ED, United Kingdom
Str. Armeneasca 28/1, office 1, Chisinau MD-2012, Republic of Moldova, Europe
Printed at: see last page
ISBN: 978-620-8-27678-2

ÍNDICE DE CONTEÚDOS

INTRODUÇÃO

A lombalgia comum é uma das doenças mais comuns, afectando até 80% da população geral em algum momento da sua vida [1]. O primeiro episódio pode ocorrer numa idade jovem, a partir dos vinte anos, mas a prevalência desta condição é maior em indivíduos mais velhos [2]. Vários factores de risco inter-relacionados contribuem para o desenvolvimento da lombalgia comum, incluindo a idade, o sexo, a obesidade, a profissão e factores psicossociais [2]. Para além destes factores de risco bem estabelecidos, a presença de distúrbios estáticos do pé tem sido incriminada na predisposição para a dor lombar [3,4]. De facto, uma postura e/ou função anormal dos pés pode modificar as tensões exercidas sobre os músculos peri-vertebrais e os tecidos moles [5]. Foi sugerido que os indivíduos com lombalgia mecânica têm maior probabilidade de ter pés chatos [6]. Embora muitos autores tenham descrito alterações biomecânicas e estaturoposturais nos membros inferiores, incluindo os pés, a relação entre as perturbações estáticas dos pés e a lombalgia comum continua a ser objeto de debate. Um grande estudo retrospetivo que incluiu 97.279 militares com pé chato moderado a grave relatou o dobro da presença ou história de dor lombar mecânica em comparação com indivíduos com pé normal [7]. No entanto, outros estudos de menor escala não encontraram qualquer associação entre a dor lombar e as perturbações da estática do pé [6,8]. Apesar desta diferença de opinião, a associação entre estas duas entidades é biomecânica e fisiologicamente plausível. Tem sido demonstrado que a variação do comprimento do arco longitudinal interno influencia a amplitude da aceleração durante a corrida ao nível da coluna vertebral [9], assim como a posição dos pés, que modifica o alinhamento pélvico [3,10,11] e a atividade electromiográfica dos músculos erectores e glúteos durante a marcha [12]. Além disso, vários outros estudos têm demonstrado o efeito da prescrição de órteses corretivas para os pés na redução da intensidade da dor lombar [13,14]. O objetivo deste estudo foi avaliar a associação entre os distúrbios da estática do pé e a dor lombar comum.

DOENTES E MÉTODOS

1. Caraterísticas do estudo :

Trata-se de um estudo descritivo, comparativo, transversal, num único centro, que envolveu dois grupos de doentes:

- ❖ Grupo 1: "Grupo de estudo > composto por 20 doentes com dor lombar comum associada a perturbações estáticas do pé. Todos os pacientes deste grupo foram submetidos a uma radiografia da coluna lombar.

- ❖ Grupo 2: "Grupo de controlo", composto por 20 pacientes com problemas de estática do pé, equiparados ao grupo por idade e sexo.

Estes pacientes foram incluídos durante um período consecutivo de janeiro a junho de 2021 durante uma consulta de reumatologia no Hospital das Forças de Segurança Interna em La Marsa.

2. Critérios de inclusão :

2.1. Grupo de estudo :

-Pacientes com dor lombar comum com pelo menos seis meses de duração.

-Pacientes com mais de 18 anos de idade.

-Pacientes que aceitaram participar no estudo.

2.2. Grupo de controlo :

-Pacientes com mais de 18 anos de idade.

-Pacientes que aceitaram participar no estudo.

3. Critérios de não-inclusão :

3.1. Grupo de estudo :

-Pacientes grávidas.

Pacientes que, para além da dor lombar comum, têm outra patologia não mecânica que afecta a coluna vertebral.

-Qualquer doença que afecte a cognição e as capacidades de compreensão.

-Pacientes submetidos a cirurgia da coluna vertebral e/ou do pé.

3.2. Grupo de controlo :

-Qualquer doença que afecte a cognição e a compreensão das capacidades.

-Pacientes de cirurgia do pé.

4. Critérios de exclusão :

4.1. Grupo de estudo :

Pacientes com radiografias de má qualidade da coluna lombar, incluindo as de tamanho reduzido.

-Pacientes com sequelas de deformações do pé, como pé torto, pé de talo ou pé convexo.

4.2. Grupo de controlo :

-Qualquer patologia dos membros inferiores que possa interferir com a estática do pé (assimetria do comprimento dos membros inferiores, fratura dos membros inferiores, cirurgia do pé).

-Pacientes com sequelas de deformações do pé, como pé torto, pé de talo ou pé convexo.

5. Recolha de dados (Apêndice 1) :

Foi elaborado um formulário para registar os dados da entrevista e do exame clínico. Um questionário de avaliação do impacto funcional da lombalgia (para o grupo de estudo) foi preenchido pelo examinador.

5.1. Caraterísticas dos doentes :

O questionamento de um permitiu recolher os (grupos de estudo e de controlo):

- ❖ Idade.
- ❖ Sexo.
- ❖ A profissão.
- ❖ Onde vive: urbano ou rural.
- ❖ Antecedentes.
- ❖ Participar em actividades desportivas.
- ❖ Índice de massa corporal (IMC).

5.2. Caraterísticas clínicas da dor lombar comum (grupo de estudo) :

Duração da dor lombar em anos. A escala visual analógica (EVA) para a dor lombar.

Dados do exame físico :

► A presença de sinais de rigidez da coluna vertebral: distância dedo-solo, índice de Schbber.

► Presença de uma síndrome radicular (Lasègue, sonnette).

► Andar sobre as pontas e os calcanhares dos pés.

► Exame das ancas.

► Estática do joelho.

► Exame neurológico. Modalidades terapêuticas :

► Os diferentes tratamentos recebidos pelos pacientes foram

Especificado: analgésicos de acordo com os níveis da OMS, anti-inflamatórios não esteróides (AINE) (como são tomados), relaxantes musculares, antidepressivos, pregabalina, tratamento físico, infiltração epidural e acupunctura.

Avaliação do impacto funcional :

► Escala de Avaliação da Incapacidade Funcional para a Dor Lombar (EIFEL) (anexo 2) [15]. O questionário

A pontuação total é calculada somando o número de caixas assinaladas para as 24 perguntas. Quanto mais elevada for a pontuação total, maior é o impacto funcional da dor lombar. Avaliação radiológica: Baseou-se numa radiografia frontal e lateral da coluna lombar. As imagens foram interpretadas por um reumatologista qualificado em imagiologia osteoarticular. Foram identificados sinais de doença discal, osteoartrite inter-apofisária posterior, canal lombar estreito ou espondilolistese.

5.3. Estudo das perturbações da estática (grupos de estudo e de controlo) :

Dados recolhidos por entrevista :

❖ Uma história de talalgia e/ou metatarsalgia.

❖ As caraterísticas da a talalgia e/ou metatarsalgia atual: localização, lateralidade e hora do dia.

❖ A presença de dificuldades de adaptação.

❖ Utilização de calçado ou uniforme de segurança. Dados do exame dos pés:

► O tipo de pés: egípcio, quadrado ou grego.

► A presença de zonas de hiperpressão: hiperqueratose (calosidades) ou calosidades.

► Afecções da pele: onicodistrofia ou intertrigo.

► O tipo de deformidade do pé (hallux valgus, hallux

rigidus, dedo do pé em martelo, dedo do pé em garra, quintus varus, supra ou infra-adductus), bem como a sua redutibilidade.

► A presença de pontos de dor requintados e a sua localização.

► Amplitude de movimento das articulações do tornozelo e do pé.

► Exame neurológico e vascular dos pés.

► Exame da marcha. Exame podoscópico:

► Palmilha: normal, plana ou oca.

- O ângulo entre o eixo da perna e o calcanhar numa vista posterior (valgo fisiológico, valgo ou varo).
- Aspeto do calcâneo e do tendão de Aquiles.
- A presença de uma protrusão do tubérculo medial do osso navicular.

Exame do calçado :

- Altura do calcanhar em centímetros (cm).
- Como é que o sapato fecha.
- Zonas de desgaste na sola e/ou no calcanhar.
- Exame das ortóteses do pé.

6. Análise estatística :

Os dados foram introduzidos e analisados utilizando o software Statistical Package for Social Sciences versão 26.

6.1. Estudo descritivo :

Realizámos um estudo descritivo, calculando frequências absolutas para as variáveis qualitativas, e médias, desvios-padrão e extremos para as variáveis quantitativas.

6.2. Estudo analítico :

Realizámos também um estudo analítico. Para estudar a relação entre a dor lombar comum e as perturbações da estática do pé, utilizámos o teste t de Student, tomando o grupo das perturbações da estática do pé como grupo de controlo da população que sofre de dor lombar comum. Em todos os testes estatísticos, o nível de significância foi fixado em 0,05.

7. Bibliografia :

Utilizámos as bases de dados electrónicas PubMed e Science direct para selecionar artigos de interesse, utilizando as seguintes palavras-chave: low back pain, flat foot, hollow foot, foot static disorders, e os seus corolários em inglês. A pesquisa foi completada por uma pesquisa manual dos artigos utilizando as referências dos estudos mais relevantes.

a. Ética :

Os nossos doentes foram previamente informados do objetivo do estudo e consentiram na utilização dos seus dados clínicos e paraclínicos para este estudo.

9. Conflitos de interesses :

Declaramos que não temos qualquer conflito de interesses em relação a este trabalho.

RESULTADOS

Os 40 pacientes foram divididos entre os dois grupos da seguinte forma:

► Grupo de estudo: 20 pacientes com dor lombar comum e perturbações estáticas do pé.

► Grupo de controlo: 20 doentes com problemas de estática do pé.

1. Caraterísticas dos doentes :

1.1. Idade :

A idade média do grupo de estudo foi de 65,2 ± 11,5 anos, com uma mediana de 43 anos [20 a 79 anos]. A idade média do grupo de controlo foi de 60,9 ± 8,6 anos, com uma mediana de 40 anos [21 a 74 anos]. A distribuição etária dos doentes nos dois grupos está resumida na Figura 1.

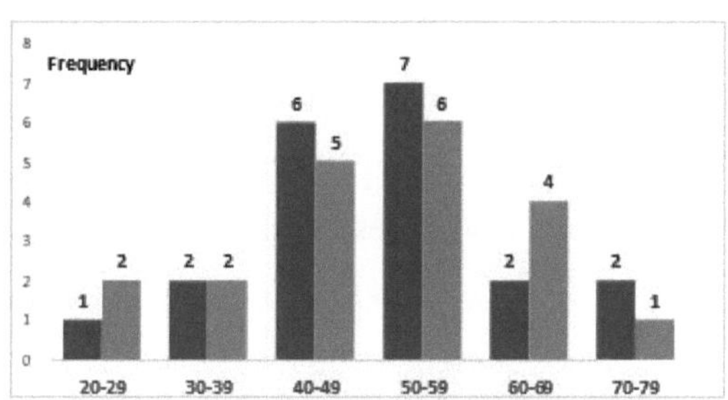

Figura 1: Repartição dos doentes por grupo etário.

1.2. Género :

O nosso estudo incluiu 13 doentes do sexo feminino (65%) e sete doentes do sexo masculino (35%) em cada um dos dois grupos. A proporção entre os sexos foi de 0,35.

1.3. Profissão :

Em ambos os grupos, a maioria dos doentes era ativa. Quarenta e cinco por cento dos doentes trabalhavam em trabalhos pesados e 65% em trabalho de escritório. Quinze por cento dos doentes estavam reformados.

1.4. Local de residência :

Todos os doentes incluídos no nosso estudo viviam numa zona urbana.

1.5. Actividades desportivas :

Treze doentes do grupo de estudo (65%) não praticavam qualquer atividade desportiva. Sete doentes praticavam várias actividades desportivas. As actividades desportivas praticadas foram as seguintes: caminhada (7 doentes), corrida (1 doente), natação (3 doentes), ciclismo (4 doentes) e musculação (3 doentes). No grupo de controlo, apenas cinco doentes praticavam desporto.

1.6. IMC :

Para o grupo de estudo, o IMC médio foi de 31,6 ± 6 kg/m^2 com extremos que variaram de 19,9 a 43,1 kg/m^2 . Para o grupo de controlo, o IMC médio foi de 30,2 ± 7,6 kg/m^2 com extremos que variam entre 18 e 38,3 kg/m .^{2}

2. Caraterísticas clínicas da dor lombar comum (grupo de estudo):

2.1. Duração e intensidade da dor :

A duração média da dor lombar foi de 14,6 ± 3 anos, com extremos de 4 e 64 anos. A duração média do episódio atual de dor lombar foi de 64 dias. A média da EVA para a dor lombar foi de 6,6 ± 1/10.

2.2. Dados do exame físico :

Foram observadas síndromes espinais e radiculares em 80% e 70% dos casos, respetivamente. A marcha sobre os calcanhares era possível em todos os doentes, ao passo que a marcha sobre os dedos dos pés era difícil em 40% dos doentes. O exame das ancas era normal em todos os casos. Foi observada uma anomalia da estática do joelho em 55% dos doentes, com genu varum e genu valgum em 7 e 4 doentes, respetivamente.

2.3. Métodos terapêuticos :

O tratamento baseado em analgésicos de nível I e II foi prescrito em 70% e 30% dos casos, respetivamente. Metade dos doentes estavam a tomar AINEs. Os AINEs foram tomados continuamente em 80% dos casos e a pedido em 20%. As diferentes modalidades de tratamento estão descritas no Quadro I.

Quadro I: Os diferentes métodos terapêuticos prescritos :

Tratamento	Percentagem (%)
Analgésico	100
AINES	60
Relaxante muscular	30
Antidepressivo	5
Pregabalina	10
Tratamento físico	30
Infiltração epidural	30
Acupunctura	24

2.4. Impacto funcional :

A pontuação média do EIFEL foi de 9,6 ± 2,1 com extremos entre 0 e 11. Em dois doentes (10%), registou-se uma incapacidade funcional significativa com uma pontuação de 24/24.

2.5. Avaliação radiológica :

As radiografias da coluna lombar revelaram anomalias em 80% dos casos. A figura 2 resume as diferentes anomalias encontradas nas radiografias.

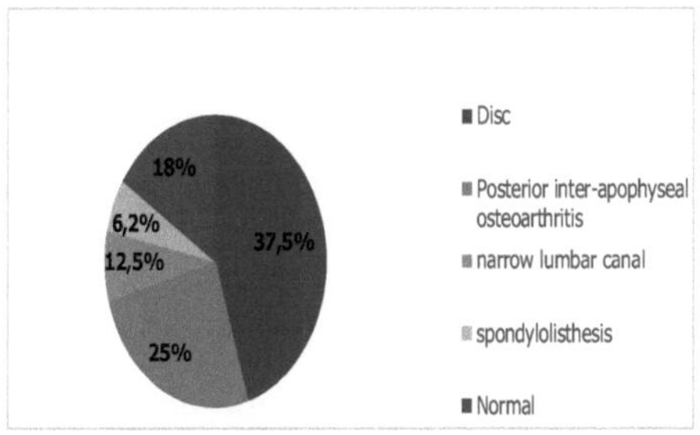

Figura 2: Anomalias radiográficas da coluna lombar.

3. Estudo das perturbações da estática do pé :

3.1. Grupo de estudo :

3.1.1. História :

A talalgia foi registada em 50% dos casos (inferior 40%, posterior 30%, bipolar 30%). Vinte e cinco por cento dos doentes apresentavam metatarsalgia. A talalgia e a metatarsalgia foram mecânicas em todos os casos. Sete doentes (35%) referiram dificuldade com o calçado. Em metade dos casos, foram usados sapatos ou uniformes de segurança. Tratava-se principalmente do calçado utilizado pelos agentes de segurança (sapato de segurança de cano alto Brodequin).

3.1.2. Dados do exame físico dos pés :

Os tipos de pés foram distribuídos da seguinte forma: Egípcio (55%), Grego (25%) e quadrado (20%). A hiperqueratose plantar estava presente em 75% dos casos, com calosidades em 65% e calosidades em 55%. Vinte por cento dos doentes apresentavam um corno. No que diz respeito às afecções cutâneas, a onicodistrofia e o intertrigo estavam presentes em 30% e 15% dos casos, respetivamente. Sessenta e cinco por cento dos doentes apresentavam deformações nos pés. As deformidades eram irredutíveis em metade dos casos. Os diferentes tipos de deformidade são apresentados na Figura 3. Em 30% dos casos foram encontrados pontos dolorosos à palpação. O quadro II resume a proporção de doentes com limitação da amplitude de movimento das articulações do tornozelo e do pé. O exame neurológico e o estudo da marcha estavam dentro dos limites normais em todos os doentes.

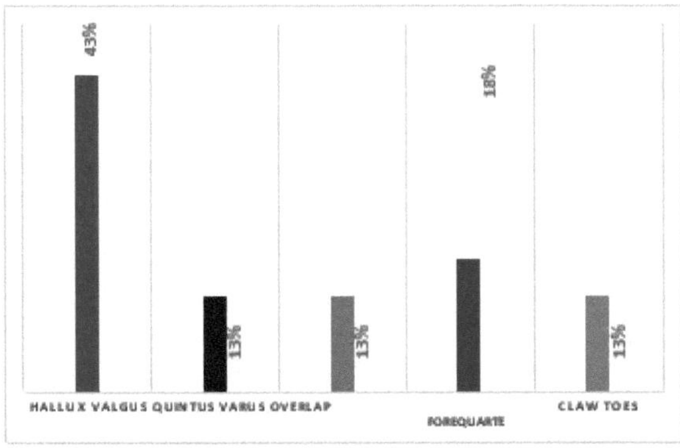

Figura 3: As diferentes deformações dos pés no grupo de estudo.

Tabela II: Proporção de limitação da amplitude de movimento das articulações do tornozelo e do pé no grupo de estudo:

Conjunto	Talo-crural	Subtalar	Chopart	Lisfranc	MTP*	IP
Limitação %	30	20	15	10	5	5

***MTP**: metatarsofalângica ****IP**: interfalângica

3.1.3. Dados do exame podoscópico :

Em todos os doentes foi observada uma planta do pé anormal, com pés planos em 65% dos casos e pés cavos em 35%. As figuras 4 e 5 mostram a classificação dos pés planos e ocos, respetivamente. O valgo e o varo do retropé estavam presentes em 25% e 15% dos casos, respetivamente. Nenhum doente apresentava tendinopatia de Aquiles. Três doentes (15%) apresentavam uma protrusão do tubérculo medial do osso navicular.

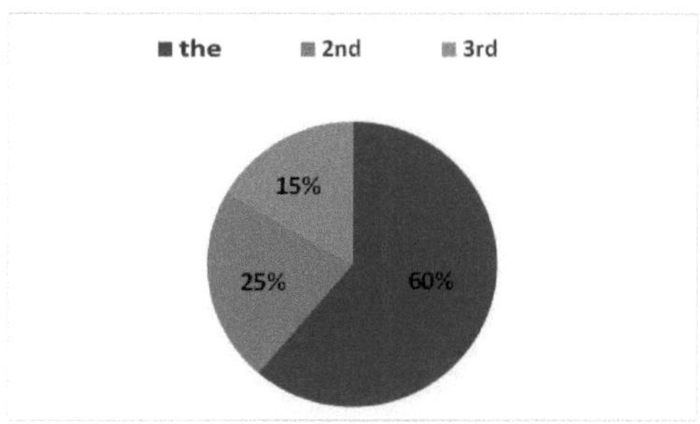

Figura 4: Classificação do grupo de estudo para o pé chato.

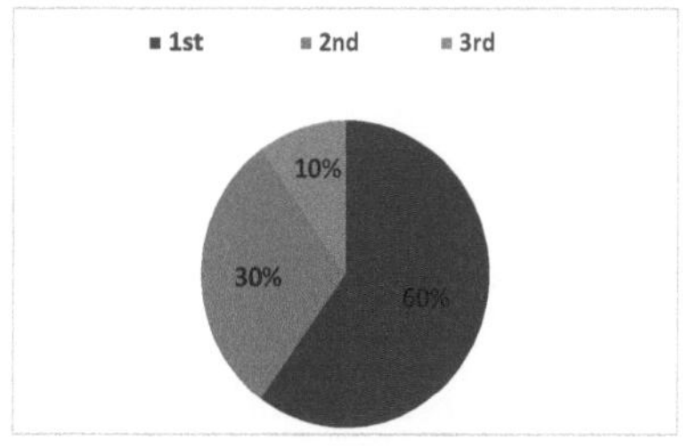

Figura 5: Classificação do grupo de estudo do pé oco.

3.1.4. Exame do calçado :

A altura média do salto era de 3 cm. O calçado estava fechado com atacadores em 80% dos casos. Áreas de desgaste da sola estavam presentes em 45% dos casos, distribuídas da seguinte forma: sob a 1ère metatarsofalângica (MTP) (56,2%), sob a 2e 3e 4e MTP (50%), ao longo da borda lateral da sola (37,5%) e ao longo da borda medial do hálux (18,7%). Nenhum dos pacientes apresentava órtese plantar.

3.2. Grupo de controlo :

3.2.1. História :

A talalgia foi registada em 45% dos casos (posterior 45%, inferior 33%, bipolar 22%). Trinta por cento dos doentes apresentavam metatarsalgia mecânica. A dificuldade com o calçado foi referida por nove doentes. O uso de sapatos ou peças de uniforme foi registado em 55% dos casos.

3.2.2. Dados do exame físico dos pés :

Os diferentes tipos de pés foram distribuídos da seguinte forma: Egípcio (60%), quadrado (25%) e grego (15%). A hiperqueratose plantar estava presente em 60% dos casos, com calosidades em 45% e calosidades em 65%. Quanto às afecções cutâneas, a onicodistrofia e o intertrigo estavam presentes em 25% e 10% dos casos, respetivamente. Setenta por cento dos doentes apresentavam deformações nos pés. As deformações eram irredutíveis em 45% dos casos. O tipo de deformidade do pé é apresentado na Figura 6. Em 30% dos casos, foram encontrados pontos dolorosos à palpação. A Tabela III resume a proporção de doentes com limitação da amplitude de movimento nas articulações do tornozelo e do pé. O exame neurológico e o estudo da marcha estavam dentro dos limites normais em todos os doentes.

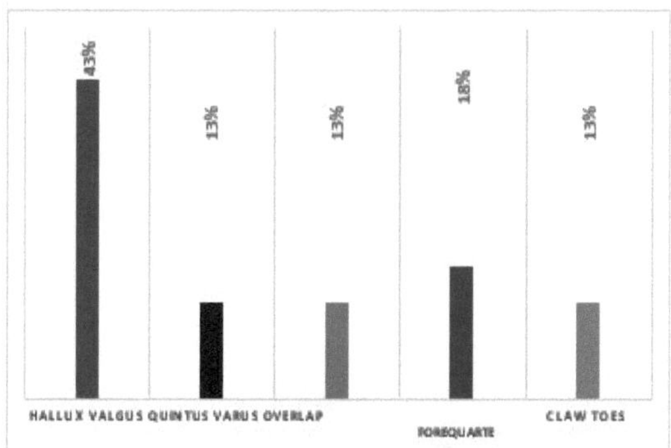

Figura 6: Deformações do pé no grupo de controlo.

Tabela III: Proporção de limitação da amplitude de movimento das articulações do tornozelo e do pé no grupo de controlo:

Conjunto	Talocrural e	Subtalar	Chopart	Lisfranc	MTP*	IP
Limitação %	31,2	18,7	25	12,5	6,2	6,2

***MTP**: metatarsofalângica ****IP**: interfalângica

3.2.3. Dados do exame podoscópico :

Os diferentes tipos de palmilha foram os seguintes: pé plano (70%) e pé oco (30%). A classificação dos pés planos e ocos é apresentada nas Figuras 7 e 8, respetivamente. O valgo e o varo do retropé estavam presentes em 20% e 10% dos casos, respetivamente. Nenhum doente apresentava tendinopatia de Aquiles. Dois doentes apresentavam uma protrusão do tubérculo medial do osso navicular.

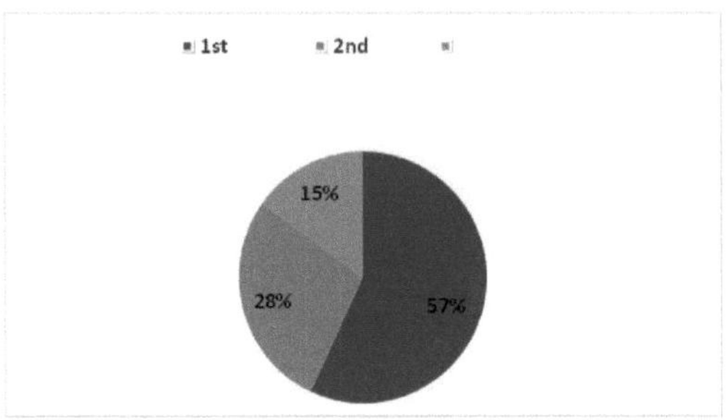

Figura 7: Classificação do pé plano no grupo de controlo.

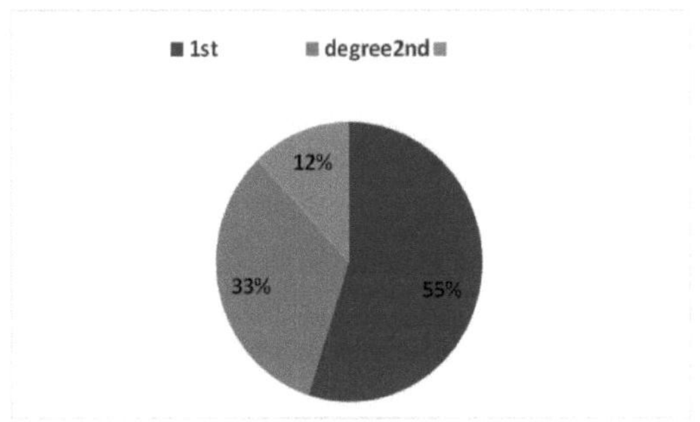

Figura a: Classificação do pé oco no grupo de controlo.

3.2.4. Exame do calçado :

A altura média do salto era de 3 cm. O calçado estava fechado com atacadores em 85% dos casos. As áreas de desgaste da sola estavam presentes em 40% dos casos, distribuídas da seguinte forma: sob o 1ère MTP (87,5%), sob o 2e 3e 4e MTP (37,5%), na borda lateral da sola (37,5%), sob a cabeça da 1ère falange distal (25%) e ao longo da borda medial do hálux (12,5%). Nenhum dos pacientes apresentava órtese plantar.

4. Estudo da associação entre os distúrbios da estática do pé e a lombalgia comum:

A dor lombar comum foi significativamente associada a distúrbios estáticos do pé: deformidade do dedo do pé (p= 0,03), pé plano (p= 0,01), pé oco (p= 0,01), valgo do retropé (p= 0,00) e varo do retropé (p= 0,00). Os resultados da comparação entre os dois grupos de pacientes estão resumidos na Tabela III.

Tabela IV: Estudo da associação entre os distúrbios da estática do pé e a dor lombar comum:

Variable	p
Talalgia	**0,03**
Metatarsalgia	0,30
Trophic disorders	0,07
Hyperkeratosis	**0,05**
Shoeing difficulties	0,21
Deformations	**0,03**
Flat foot	**0,01**
Hollow foot	**0,01**
Valgus of the hind foot	**0,00**
Varus of the hind foot	**0,00**
Protrusion of the medial tubercle of the navicular bone	0,09
Areas of wear on the shoe	0,13

DISCUSSÃO

Principais resultados do estudo :

O nosso estudo incluiu dois grupos de doentes: um grupo de estudo composto por 20 doentes que sofrem de lombalgia comum com problemas de estática do pé e um grupo de controlo composto por 20 doentes com problemas de estática do pé sem lombalgia. A talalgia e a metatarsalgia estavam presentes em 50% e 25% dos casos no grupo de estudo e em 45% e 30% dos casos no grupo de controlo, respetivamente. A hiperqueratose foi observada em 75% do grupo de estudo e em 60% do grupo de controlo. Sessenta e cinco por cento dos doentes do grupo de estudo e 70% do grupo de controlo apresentavam deformações dos pés e dos dedos. Os pés planos estavam presentes em 65% dos doentes do grupo de estudo e em 70% do grupo de controlo. O pé cavo foi observado em 35% dos casos do grupo de estudo e em 30% dos casos do grupo de controlo. O valgo e o varo do retropé estavam presentes em 25% e 15% dos casos no grupo de estudo e em 20% e 10% dos casos no grupo de controlo, respetivamente. Quarenta e cinco por cento do grupo de estudo e 40% do grupo de controlo apresentavam zonas de desgaste nas palmilhas. Os resultados da comparação entre os dois grupos de pacientes concluíram que a presença de distúrbios da estática do pé foi significativamente associada à dor lombar comum; talalgia (p= 0,03), hiperqueratose (p= 0,05), presença de deformidades do pé (p= 0,03), pé plano (p=0,01), pé oco (p= 0,01), valgo do pé posterior (p= 0,00) e varo do pé posterior (p= 0,00). À luz destes resultados, o nosso estudo sugere o papel das perturbações da estática do pé como um fator de risco para a dor lombar comum. O tratamento ortótico destas perturbações da estática do pé pode desempenhar um papel importante na estratégia de gestão da dor lombar comum.

Pontos fortes e fracos do estudo :

O nosso estudo apresenta muitos pontos interessantes por várias razões:

▪ A associação entre dor lombar comum e

A estática do pé tem sido pouco estudada na literatura [5- 8,16]. Este é também o primeiro estudo à escala nacional.

▪ Recrutámos os doentes de forma aleatória numa consulta de reumatologia. Consequentemente, os nossos

A amostra é representativa dos pacientes que frequentam um hospital universitário em Tunes.

▪ De acordo com recomendações de consenso recentes [17], a

A definição de doentes com dor lombar deve também incluir questões sobre a duração e a gravidade da dor, como foi o caso no nosso estudo.

▪ A inclusão de doentes com lombalgia puramente mecânica, eliminando qualquer causa subjacente, mostra que a nossa amostra é fiável para estudar a causalidade das perturbações da estática do pé na lombalgia comum.

No entanto, o nosso estudo apresenta um certo número de lacunas:

▪ O pequeno número de pacientes incluídos e a natureza monocêntrica do estudo podem ser considerados como um ponto fraco do estudo.

No entanto, o número de médicos capazes de efetuar um estudo de podologia nos diferentes serviços de reumatologia continua a ser limitado.

Pontos fortes e fracos das revisões da literatura :

Poucos estudos avaliaram a associação entre os distúrbios da estática do pé e a dor lombar comum [5- 8,16]. Entre os pontos fortes dos vários estudos existentes na literatura, destacamos o estudo de Framingham, que se baseou na população em geral, pelo que a sua amostra é mais representativa [5], ao contrário dos outros estudos que se basearam em amostras militares [7] ou clínicas [6,8]. Além disso, este estudo utilizou uma medição objetiva da postura do pé, que é um método mais objetivo do que a avaliação visual. Foi também o primeiro estudo internacional a incorporar medidas da função dinâmica do pé.

No entanto, estes estudos apresentam uma série de pontos fracos. Em primeiro lugar, estes estudos não tentaram identificar uma causa subjacente à dor lombar, o que poderia pôr em causa a causalidade das perturbações estáticas do pé [5,7]. Para além disso, no estudo Framingham [5], as caraterísticas da dor lombar não foram especificadas (duração da doença, gravidade dos sintomas). Por conseguinte, é provável que a amostra inclua doentes com sintomas ligeiros.

1. Caraterísticas dos doentes :

❖ **Idade:** Na literatura, a idade média de inclusão foi de 64 anos no estudo de Framingham et al [5], e de 31,23 anos no estudo de

Framingham et al [6]. anos para o grupo com lombalgia mecânica, e de 28,82 anos para o grupo sem lombalgia no estudo de Brantingham et al [6]. A idade média de inclusão no nosso estudo foi de 65,2 ± 11,5 anos para o grupo de estudo e de 60,9 ± 8,6 anos para o grupo de controlo.

❖ **O género:** O predomínio do género feminino é uma das caraterísticas da osteoartrose em geral e da lombalgia em particular. mecânico neste caso. O rácio entre os sexos na lombalgia comum, nos vários estudos, mostrou um predomínio do sexo feminino [5,6,8], o que se verificou no nosso estudo, em que o rácio entre os sexos foi de 0,35.

❖ **Actividades desportivas:** Sete doentes do grupo de estudo e 5 doentes do grupo de controlo participaram em actividades desportivas. desporto. A maioria dos doentes era sedentária. Um estilo de vida sedentário está frequentemente associado ao excesso de peso e é um fator de risco para a lombalgia mecânica.

❖ **IMC:** Em estudos que examinaram a associação entre distúrbios da estática do pé e dor lombar comum, o IMC médio variou entre 22 e 26 kg/m^2 [3,4,9,18]. O IMC médio no nosso estudo foi de 31,6 ± 6 kg/m^2 para o grupo de estudo, e 30,2 ± 7,6 kg/m^2 para o grupo de controlo, o que foi superior aos dados da literatura.

2. Caraterísticas clínicas da dor lombar comum (grupo de estudo) :

Na literatura, nenhum outro estudo sobre distúrbios da estática do pé com dor lombar comum analisou a avaliação clínica da dor lombar mecânica (exame físico, modalidades de tratamento e dados de imagem).

2.1. Duração e intensidade da dor :

A duração média do episódio atual de dor lombar foi de 64 dias. Na literatura, a duração média variou de 15,5 a 128 dias [15,19]. A média da EVA para a dor lombar no estudo de Mendez variou de 6,21 a 6,59/10 [13]. A média da EVA para dor lombar no nosso estudo foi de 6,6/10, o que é consistente com a literatura.

2.2. Dados do exame físico :

Até onde sabemos, nenhum outro estudo na literatura detalhou o exame físico de pacientes com dor lombar comum associada a distúrbios estáticos do pé. A maioria dos nossos doentes apresentava sinais de impacto disco-radicular. O exame das ancas foi normal em todos os casos, o que exclui qualquer patologia da anca que possa ter desempenhado um papel na génese da lombalgia mecânica. No entanto, 55% dos nossos doentes apresentavam joelhos desviados axialmente. No estudo de Kosashvili et al, houve uma correlação entre pé plano e gonalgia [7], o que implica uma associação entre distúrbios estáticos do pé e patologias do joelho.

2.3. Métodos terapêuticos :

Uma revisão sistemática das diretrizes europeias de prática clínica sobre as recomendações para a gestão da dor lombar comum sublinhou a importância do tratamento físico em detrimento dos AINE e, ainda menos, dos analgésicos para a dor. nociceptiva [20]. No nosso estudo, todos os doentes receberam tratamento sintomático: 100%

tratamento medicamentoso, 30% tratamento interventivo e 30% tratamento físico.

2.4. Impacto funcional :

Na literatura, a pontuação EIFEL variou entre 5,52 e 12 [21-23]. O impacto funcional da dor lombar nos nossos pacientes foi moderado, com um escore EIFEL médio de 9,6. No entanto, dois pacientes tiveram um escore de 24, indicando comprometimento funcional grave. A importância do impacto funcional da dor lombar pode ser aumentada pela presença de distúrbios da estática do pé.

2.5. Avaliação radiológica :

As anomalias radiográficas mais comuns na lombalgia comum são o impacto discal com ou sem um vazio discal e osteófitos [24]. Uma revisão sistemática de estudos observacionais concluiu que a doença discal degenerativa, definida pela presença de um disco comprimido com osteofitose e esclerose, era a anomalia radiográfica mais associada à lombalgia mecânica, com um rácio de probabilidade que variava entre 1,2 e 3,3 [25]. No nosso estudo, a radiografia da coluna lombar foi normal em apenas 20% dos casos. As várias anomalias encontradas foram as seguintes: doença discal (37,5%), osteoartrose interapofisária posterior (25%), canal lombar estreito (12,5%) e espondilolistese (6,2%).

3. Estudo das perturbações da estática do pé :

3.1. Grupo de estudo :

3.1.1. História :

Os distúrbios da estática do pé resultam frequentemente em talalgia e/ou metatarsalgia [26,27]. No nosso estudo, a talalgia e a metatarsalgia foram frequentes. Cinquenta por cento e 25% dos doentes do grupo de estudo referiram a presença de talalgia e metatarsalgia, respetivamente. Estes resultados foram semelhantes aos do grupo de controlo, com talalgia em 45% dos casos e metatarsalgia em 35%.

3.1.2. Dados do exame físico :

A hiperqueratose plantar estava presente em 75% dos doentes do grupo de estudo. De facto, os defeitos arquitectónicos dos pés podem levar a sobrecargas cutâneas locais que resultam em hiperqueratose reactiva direta ligada à hiperpressão ou hiperqueratose indireta ligada a uma atitude antálgica viciosa [28]. Sessenta e cinco por cento dos doentes apresentavam deformações nos pés, metade das quais eram irredutíveis. Esta taxa é próxima da do grupo de controlo, no qual 70% dos doentes apresentavam deformações nos pés.

3.1.3. Dados do exame podoscópico :

No estudo de Kosashvili et al [7], o pé plano foi observado em 16,1% dos indivíduos incluídos, 5% dos quais tinham dor lombar comum. A gravidade do pé chato foi classificada da seguinte forma: 74% ligeiro, 21% moderado e 5% grave. No nosso estudo, 65% dos doentes com lombalgia comum apresentavam um pé plano. 35% tinham um pé oco ao exame podoscópico. O primeiro grau foi o estádio mais frequente em ambos os tipos de pé anómalo (60% em ambos os casos).

3.1.4. Exame do calçado :

Foram encontradas zonas de desgaste do calçado em 45% dos doentes. Estas zonas de desgaste reflectem a idade dos problemas estáticos do pé e o seu provável papel como fator que favorece a persistência de lombalgias mecânicas que evoluíram durante anos. No entanto, nenhum dos doentes usava uma ortótese do pé.

3.2. Grupo de controlo :

3.2.1. História :

No estudo de Khachat et al, a maioria dos doentes usava calçado inadequado, como tamancos e chinelos [29]. No nosso estudo, nove doentes referiram dificuldade com o calçado. Em 55% dos casos, foi usado calçado normal.

3.2.2. Dados do exame físico :

Na literatura, a hiperqueratose foi encontrada em 44% dos casos [29]. Além disso, o exame de 100 pés revelou alterações morfológicas em 57 pés, como hálux valgo (n= 31), dedos em garra (n= 22) e quintus varo (n= 4) [29]. A hiperqueratose plantar estava presente em 60% dos doentes do grupo de controlo. A presença de deformidades foi mais frequente no grupo de controlo em comparação com o grupo de estudo (70% versus 65%).

3.2.3. Dados do exame podoscópico :

No estudo de Uhl et al [30], entre 412 pés examinados, foi encontrada uma perturbação da estática do pé em 31% dos casos, com um pé plano em 14,5% dos casos e um pé cavo em 16,6% dos casos. No exame podoscópico de 100 pés diabéticos, um pé afundado estava presente em 26 casos e um pé oco em 29 casos [29]. No nosso estudo, tal como no grupo de estudo, os pés planos foram mais frequentes do que os pés cavos (70% versus 30%). O primeiro grau foi também o estádio mais frequente, tanto para o pé plano (57%) como para o pé cavo (55%).

3.2.4. Exame do calçado :

No estudo de Khachat et al, foram prescritas ortóteses corretivas do pé em 22% dos casos [29]. No nosso estudo, a frequência das áreas de desgaste do calçado foi semelhante entre os dois grupos de doentes (grupo de controlo 40% versus grupo de estudo 45%). Nenhum doente do grupo de controlo usava ortóteses do pé.

4. Estudo da associação entre os distúrbios da estática do pé e a lombalgia comum:

O nosso estudo concluiu que existia uma associação significativa entre os distúrbios da estática do pé e a dor lombar comum; talalgia (p= 0,03), hiperqueratose (p= 0,05), deformidades do pé (p= 0,03), pé plano (p=0,01), pé oco (p= 0,01), valgo do pé posterior (p= 0,00) e varo do pé posterior (p= 0,00). Os nossos resultados estão de acordo com os relatados na literatura. Kosashvili et al encontraram uma maior prevalência de dor lombar mecânica em pacientes com pé chato moderado a grave (p= 0,001) [7]. Estes resultados também indicam que a prevalência de dor lombar é proporcional ao grau de gravidade do pé plano [7]. Num estudo de coorte longitudinal com 14 anos de seguimento, incluindo 2793 indivíduos, os autores verificaram que os doentes com pé plano tinham um risco mais elevado de ter lombalgia mecânica relacionada com patologia degenerativa da coluna vertebral (42,3%, p<0,05) [16]. No estudo de Framingham, o pé pronado foi associado a dor lombar mecânica [5]. Outros estudos na literatura concluíram que existe uma associação entre pé plano [4,31,32] ou pé cavo [7,33] e dor lombar. A presença de dor lombar associada a perturbações da estática do pé é mais frequente nas mulheres, o que pode ser explicado pelas diferenças de alinhamento, grau de mobilidade e função da bacia e dos membros inferiores entre os dois sexos [5]. Embora as ortóteses do pé representem uma despesa importante para a maioria dos nossos doentes, os seus efeitos terapêuticos na lombalgia mecânica têm sido comprovados por vários autores [13,14,34,35]. É possível que as ortóteses plantares absorvam os choques, reduzindo assim as tensões na coluna vertebral, melhorando assim a lombalgia mecânica [36]. Cinco ensaios controlados e aleatórios demonstraram uma melhoria da dor lombar em doentes com ortóteses plantares em comparação com os que não tinham ortóteses [13,18,37,38]. Também foi demonstrado que os doentes com pés planos podem sofrer alterações posturais reactivas que levam a um desequilíbrio compensatório entre a coluna vertebral e os membros inferiores [39].

5. Recomendações:

Tendo em conta os resultados do nosso estudo, recomendamos: Em caso de lombalgia comum, é indispensável um exame sistemático dos pés, que deve ser efectuado logo na primeira consulta. A formação em podologia dos reumatologistas, ortopedistas e médicos de família é indispensável para os familiarizar com este tipo de patologia e para assegurar um diagnóstico precoce das perturbações estáticas do pé. No caso de qualquer perturbação estática do pé, é essencial prescrever o tratamento adequado (ortótico, físico e/ou cirúrgico). De facto, o tratamento das perturbações estáticas do pé pode também aliviar as dores lombares comuns e deve fazer parte do tratamento global.

6. Perspectivas:

No entanto, parecem ser necessários estudos de maior escala com um acompanhamento prolongado para confirmar estes resultados e, assim, permitir uma melhor avaliação do papel das perturbações da estática do pé na lombalgia comum, especialmente porque o curso da lombalgia é intermitente e periódico. Outros estudos que utilizem medições objectivas da estática do pé aumentariam a força dos resultados. O aumento da disponibilidade de podoscópios nos serviços de reumatologia poderia melhorar a gestão da lombalgia através da deteção precoce de perturbações da estática do pé.

CONCLUSÕES

A lombalgia é uma doença comum, que afecta até 80% da população geral de qualquer idade. Vários factores de risco estão associados ao aparecimento da dor lombar. Para além destes factores de risco bem estabelecidos, a presença de distúrbios estáticos do pé tem sido incriminada na predisposição para a dor lombar.

Embora as alterações biomecânicas e estaturoposturais dos membros inferiores tenham sido descritas por inúmeros autores, a relação entre as alterações da estática do pé e a dor lombar comum continua a ser objeto de debate. Neste estudo, avaliámos a associação entre as alterações da estática do pé e a dor lombar comum. Realizámos um estudo descritivo, transversal e monocêntrico que incluiu 40 doentes divididos em dois grupos: grupo de estudo (lombalgia comum com perturbações da estática do pé) e grupo de controlo (perturbações da estática do pé), seguidos na consulta de reumatologia do hospital das forças de segurança interna.

Foram recolhidas as caraterísticas clínico-radiológicas e terapêuticas da lombalgia comum: tempo de evolução da dor, intensidade da dor avaliada pela escala de dor lombar EVA, sinais de impacto disco-radicular, os vários tratamentos prescritos (medicamentosos e não medicamentosos), impacto funcional através do questionário EIFEL e alterações observadas na radiografia da coluna lombar.

O estudo das perturbações estáticas dos pés dos pacientes dos dois grupos incluiu os seguintes dados: presença de zonas de hiperqueratose, deformidades e sua redutibilidade, presença de anomalias na coluna lombar, amplitudes articulares. O exame podoscópico determinou o tipo de palmilha, a presença de valgo ou varo do retropé e a presença ou ausência de protrusão do tubérculo medial do osso navicular. O exame incluiu também a observação do calçado. Em seguida, realizámos um estudo analítico utilizando o teste t de Student para investigar a relação entre as perturbações da estática do pé e as dores lombares comuns. A talalgia e a metatarsalgia estavam presentes em 50% e 25% do grupo de estudo e em 45% e 30% do grupo de controlo, respetivamente. A hiperqueratose foi observada em 75% dos doentes do grupo de estudo e em 60% dos doentes do grupo de controlo. Sessenta e cinco por cento dos doentes do grupo de estudo e 70% do grupo de controlo apresentavam deformidades nos pés.

Os pés planos estavam presentes em 65% dos doentes no grupo de estudo e em 70% no grupo de controlo. O pé oco foi observado em 35% do grupo de estudo e em 30% do grupo de controlo. O valgo e o varo do retropé estavam presentes em 25% e 15% do grupo de estudo, e em 20% e 10% do grupo de controlo, respetivamente. Quarenta e cinco por cento do grupo de estudo e 40% do grupo de controlo apresentavam zonas de desgaste nas palmilhas. Os resultados da comparação entre os dois grupos de pacientes concluíram que existe uma associação entre os distúrbios da estática do pé e a dor lombar comum; talalgia ($p= 0,03$), hiperqueratose ($p= 0,05$), deformidades do pé ($p= 0.03$), pé plano ($p= 0,01$), pé cavo ($p= 0,01$), valgo do retropé ($p= 0,00$) e varo do retropé ($p= 0,00$). À luz destes resultados, o nosso estudo sugere o papel das perturbações da estática do pé como fator de risco. Por conseguinte, em todos os casos de lombalgia mecânica, o médico deve efetuar um exame podoscópico para detetar precocemente as perturbações da estática do pé, especialmente porque o tratamento ortótico pode desempenhar um papel importante na estratégia terapêutica da lombalgia mecânica. Além disso, parecem ser necessários estudos de maior escala com um acompanhamento prolongado para confirmar os nossos resultados e permitir uma melhor avaliação do papel das perturbações da estática do pé na lombalgia comum.

REFERÊNCIAS

1. Lopez de Célis C, Barra M, Villar E. Correlaci6n entre dolor, discapacidad y rango de movilidad en pacientes con lumbalgia cr6nica - ScienceDirect. Fisioterapia. 2009;31:177-82.

2. Hoy D, Brooks P, Blyth F, Buchbinder R. The Epidemiology of low back pain (A epidemiologia da dor lombar). Best Pract Res Clin Rheumatol. 2010;24(6):769-81.

3. Betsch M, Schneppendahl J, Dor L, Jungbluth P, Grassmann JP, Windolf J, et al. Influência da posição dos pés na coluna vertebral e na pélvis. Arthritis Care Res. 2011;63(12):1758-65.

4. Cibulka MT. Dor lombar e sua relação com a anca e o pé. J Orthop Sports Phys Ther. 1999;29(10):595-601.

5. Menz HB, Dufour AB, Riskowski JL, Hillstrom HJ, Hannan MT. Postura do pé, função do pé e dor lombar: o Estudo do Pé de Framingham. Rheumatol Oxf Engl. 2013;52(12):2275-82.

6. Brantingham JW, Lee Gilbert J, Shaik J, Globe G. Bloqueio do plano sagital do pé, tornozelo e hálux e alinhamento do pé - prevalência e associação com dor lombar. J Chiropr Med. 2006;5(4):123-7.

7. Kosashvili Y, Fridman T, Backstein D, Safir O, Bar Ziv Y. A correlação entre o pé plano e o joelho anterior ou a dor lombar intermitente. Foot Ankle lnt. 2008;29(9):910-3.

8. Brantingham JW, Adams KJ, Cooley JR, Globe D, Globe G. A

single-blind pilot study to determine risk and association between navicular drop, calcaneal eversion, and low back pain. J Manipulative Physiol Ther. junho de 2007;30(5):380-5.

9. Ogon M, Aleksiev AR, Pope MH, Wimmer C, Saltzman CL. A altura do arco afecta a carga de impacto ao nível da zona lombar durante a corrida? Foot Ankle lnt. 1999;20(4):263-6.

10. Khamis S, Yizhar Z. Effect of feet hyperpronation on pelvic alignment in a standing position (Efeito da hiperpronação dos pés no alinhamento pélvico numa posição de pé). Gait Posture. 2007;25(1):127-34.

11. Pinto RZA, Souza TR, Trede RG, Kirkwood RN, Figueiredo EM, Fonseca ST. Aumentos bilaterais e unilaterais da eversão do calcâneo afectam o alinhamento pélvico na posição de pé. Man Ther. 2008;13(6):513-9.

12. Bird AR, Bendrups AP, Payne CB. The effect of foot wedging on electromyographic activity in the eretor spinae and gluteus medius muscles during walking. Gait Posture. 2003;18(2):81-91.

13. Castro-Méndez A, Munuera PV, Albornoz-Cabello M. O efeito a curto prazo das ortóteses do pé feitas à medida em indivíduos com pronação excessiva do pé e dor lombar: um ensaio clínico aleatório, duplamente cego. Prosthet Orthot lnt. 2013;37(5):384-90.

14. Mills K, Blanch P, Chapman AR, McPoil TG, Vicenzino B. Foot orthoses and gait: a systematic review and meta-analysis of literature pertaining to potential mechanisms. Br J Sports Med. 2010;44(14):1035-46.

15. Coste J, Le Parc JM, Berge E, Delecoeuillerie G, Paolaggi JB. Validação francesa de uma escala de classificação de incapacidade para a avaliação da dor lombar (questionário ElFEL). Rev Rhum Ed Francaise 1993. 1993;60(5):335-41.

16. Chou MC, Huang JY, Hung YM, Perng WT, Chang R, Wei JCC. Pé chato e degeneração da coluna vertebral: Evidências de um estudo de coorte de base populacional a nível nacional. J Formos Med Assoc Taiwan Yi Zhi. 2021;120(10):1897-906.

17. Dionne CE, Dunn KM, Croft PR, Nachemson AL, Buchbinder R, Walker BF, et al. A consensus approach toward the standardization of back pain definitions for use in prevalence studies. Spine. 2008;33(1):95-103.

18. Shabat S, Gefen T, Nyska M, Folman Y, Gepstein R. The effect of insoles on the incidence and severity of low back pain among workers whose job involves long-distance walking. Eur Spine J. 2005;14(6):546-50.

19. van den Hoogen HJ, Koes BW, van Eijk JT, Bouter LM, Devillé W. On the course of low back pain in general practice: a one year follow up study. Ann Rheum Dis. 1998;57(1):13-9.

20. Corp N, Mansell G, Stynes S, Wynne-Jones G, Mors(I L, Hill JC, et al. Evidence- based treatment recommendations for neck and low back pain across Europe: A systematic review of guidelines. Eur J Pain Lond Engl. 2021;25(2):275-95.

21. Glémarec J, Varin S, Cozic C, Tanguy G, Volteau C, Montigny P, et al. Eficácia do glucocorticoide local após anestesia local na

lombalgia com vértebra de transição lombossacra: Um ensaio aleatório, controlado por placebo e em dupla ocultação. Joint Bone Spine. 2018;85(3):359-63.

22. Thomas EN, Pers YM, Mercier G, Cambiere JP, Frasson N, Ster F, et al. The importance of fear, beliefs, catastrophizing and kinesiophobia in chronic low back pain rehabilitation. Ann Phys Rehabil Med. 2010;53(1):3-14.

23. Calmels P, Queneau P, Hamonet C, Le Pen C, Maurel F, Lerouvreur C, et al. Eficácia de um cinto lombar na dor lombar subaguda: um estudo clínico aberto, multicêntrico e aleatório. Spine. 2009;34(3):215-20.

24. Njeze NR, Ezeofor SN, Agwu-Umahi OR. Radiografias simples da coluna lombar em pacientes com dor lombar. Arch Osteoporos. 2018;13(1):104.

25. van Tulder MW, Assendelft WJ, Koes BW, Bouter LM. Achados radiográficos da coluna vertebral e dor lombar inespecífica. Uma revisão sistemática de estudos observacionais. Spine. 1997;22(4):427-34.

26. Goldcher A. 8 - Pé estático. In: Goldcher A, editor. Podologie (Sixième Édition) [Internet]. Paris: Elsevier Masson; 2012 [citado 4 ago 2022]. p. 113-45. Disponível em: https://www.sciencedirect.com/science/article/pii/B9782294714818000080

27. Dalibon P. Afecções reumatológicas da pata.Atual Pharm. 2018;57(579):50-3.

28. Biga N. Exame clínico do pé e do peito do pé. Recolha de dados e construção de cadeias etiopatogénicas. Rev Chir Orthopédique Traumatol. 2009;95(4, Suplemento):47-54.

29. Nait Khachat A, Amrani N, Meftah S, Belhaj K, Tchonda S, Elamari S, et al. Hipertensão plantar e pé diabético: o papel da avaliação podoscópica e dos dispositivos preventivos. Médecine Mal Métaboliques. 2016;10(3):270-4.

30. Uhl JF, Chahim M, Allaert FA. Doenças estáticas do pé: um fator de risco importante para a doença venosa crónica? Phlebol J Venous Dis. 2012;27(1):13-8.

31. Rothbart BA, Estabrook L. Excessive pronation: a major biomechanical determinant in the development of chondromalacia and pelvic lists. J Manipulative Physiol Ther. 1988;11(5):373-9.

32. Botte RR. Uma interpretação da síndrome de pronação e dos tipos de pé de pacientes com dor lombar. J Am Podiatry Assoc. 1981;71(5):243-53.

33. Builder MA, Marr SJ. História de caso de um paciente com dor lombar e pés cavos. J Am Podiatry Assoc. 1980;70(6):299-301.

34. Dananberg HJ, Guiliano M. Chronic low-back pain and its response to custom- made foot orthoses. J Am Podiatr Med Assoc. 1999;89(3):109-17.

35. Sadler S, Spink M, Cassidy S, Chuter V. Órteses pré-fabricadas para os pés em comparação com uma intervenção placebo para o tratamento da dor lombar crónica inespecífica: um protocolo de estudo para um ensaio controlado aleatório. J Foot Ankle Res. 2018;11:56.

36. Larsen K, Weidich F, Leboeuf-Yde C. Podem as ortóteses biomecânicas feitas à medida para calçado prevenir problemas nas costas e nas extremidades inferiores? Um ensaio de intervenção aleatório e controlado com 146 recrutas militares. J Manipulative Physiol Ther. 2002;25(5):326-31.

37. Tooms RE, Griffin JW, Green S, Cagle K. Effect of viscoelastic insoles on pain (Efeito das palmilhas viscoelásticas na dor). Orthopedics. 1987;10(8):1143-7.

38. Cambron JA, Duarte M, Dexheimer J, Solecki T. Shoe orthotics for the treatment of chronic low back pain: a randomized controlled pilot study. J Manipulative Physiol Ther. 2011;34(4):254-60.

39. Sung PS, Zipple JT, Andraka JM, Danial P. As medidas de estabilidade cinética e cinemática em indivíduos adultos saudáveis com e sem pé plano. O Pé. 2017;30:21-6.

APÊNDICES

Apêndice 1 Modelo

Nome completo :

Ficheiro n.º:

Telefone:

Profissão :

Local de residência: rural urbano

Idade :

Sexo :

História:

Desporto: 1-Sim 2-Não Se sim qual1- Amador 2- Profissional

Peso= Altura= IMC=

LUMBAGO COMUM :

-De

-EVA Dores lombares

-Síndrome espinal -Andar sobre espigões -Exame das ancas		Síndrome da raiz Andar sobre os calcanhares
-Estatística do joelho: valgo	Normo-axed	Genu varum Genu
-Exame neurológico		

-Tratamento atual:

1-Analgésicos (nível I / II)

2-NSAIDs (.)

3-Myorelaxantes

4-Antidepressivos

5- Pregabalina

6-Tratamento físico

7-Infiltrações epidurais

8-Acupunctura

Impacto funcional: Questionário EIFEL= Radiografia da coluna lombar :

-Normal

Doença discalArtrose inter-apofisária posterior

Canal lombar estreitoEspondilolistese Outros

PERTURBAÇÃO ESTÁTICA DO PÉ :

História de talalgia ou metatarsalgia: noyes Queixas actuais do pé:

1/ Talalgia: Nonoui inferior/posterior unilateral/bilateral De hora a hora

2/ Metatarsalgia:

Não presente unilateral/bilateral

Lista 2/ Afecções tróficas da pele ou das unhas: SimNão

Tipo Localização 3/ Dificuldades com o calçado: SimNão

4/ Uso de calçado de segurança ou de partes do uniforme: Sim Não

Exame dos pés :

1/ Tipo: 1-Egípcio2-Quebrado3-Grego

Aspeto geral dos pés: 1-oedema, 2- hematoma, 3- zona inflamatória 2/ Assimetria do calor, da transpiração ou da pilosidade: SimNão
3/ Hiperqueratose (calo): 1-Sim2-Não Sede 4/ Calos: 1-Sim2-Sem localização
5/ Onicodistrofias: 1- Sim2-Não Sede 6/ Intertrigo: 1- Sim2-Sem localização
7/ Deformações: 1- Sim2-Não

Tipo (Hallux valgus, dedo do pé em martelo, dedo do pé em garra, quintus varus, supra/infra-adductus)

Deformações redutíveis: 1- Sim2-Não

8/ Presença de pontos de dor requintados: 1-Sim 2-Não Localização

9/ Amplitudes articulares (talocrural / subtalar / Chopart / Lisfranc / MTP): 1-limitada2-não limitada

10/ Exame neurológico dos pés :

11/Exame vascular: 0- Normal 1-ocre dermatite, 2-telangiectasias, 3-varizes

12/Exame da marcha: 1-littering 2-leaning 3-stepping 4-spastic or pseudo-ebriated gait

13/Teste do podoscópio :

Pé 1-Normal 2-Flat 3-Hollow Stage (se o pé for flat/hollow)
Ângulo entre o eixo da perna e o calcanhar (valgo/varus) = 1:1.

Aspeto do calcâneo e do Aquiles:

1-tumescência

2-nodosidade

3-bursite Protrusão do tubérculo medial do osso navicular: 1-Sim 2-Não

14-Exame do calçado :

Altura do calcanhar em cm=

Sistema de fecho do sapato=

Presença de zonas de desgaste da sola: SimNão Presença de zonas de desgaste do calcanhar: SimNão Exame das ortóteses do pé, se existirem:

Apêndice 2

Escala de Incapacidade Funcional para a Avaliação da Dor Lombar (EIFEL)

Avaliação: Inicial D Intermédia D Final DDATE :

Informações sócio-administrativas:

Apelido

Nome próprio

Gostaríamos de saber de que forma a sua dor lombar afecta a sua capacidade de realizar as actividades da vida diária.

Se está acamado com dores de costas, assinale esta opção e acabe com o dia:

No entanto, se conseguir levantar-se e permanecer de pé durante pelo menos alguns instantes, responda ao seguinte questionário. Ser-lhe-á dada uma lista de frases. Estas frases descrevem certas dificuldades na realização de uma atividade física diária diretamente relacionadas com a sua dor lombar. Leia cada frase com atenção, tendo em conta o estado em que se encontra atualmente devido à sua dor lombar. Quando ler uma frase que corresponda a uma dificuldade que esteja a sentir hoje, assinale-a. Se não corresponder, deixe-a em branco e passe à frase seguinte. Lembre-se de assinalar apenas as frases que se aplicam a si hoje.

1	As minhas costas mantêm-me em casa praticamente o tempo todo	
2	Mudo frequentemente de posição para aliviar a tensão nas minhas costas	
3	Ando mais devagar do que o habitual por causa das minhas costas	
4	Por causa das minhas costas, não posso fazer nenhuma das tarefas a que estou habituada em casa.	
5	Por causa das minhas costas. Utilizo o corrimão para subir as escadas.	
6	Por causa das minhas costas, deito-me mais vezes para descansar	
7	Por causa das minhas costas, tenho de usar um apoio para sair da cadeira de rodas.	
8	Por causa das minhas costas. Tento que os outros façam as coisas por mim.	
9	Por causa das minhas costas, visto-me mais lentamente do que o habitual.	
10	Só fico de pé durante curtos períodos de tempo por causa das minhas costas.	
11	Por causa das minhas costas, tento não me dobrar ou ajoelhar	
12	As minhas costas dificultam que me levante de uma cadeira	
13	Dói-me as costas a maior parte do tempo	
14	As minhas costas dificultam que me vire na cama	
15	Tenho menos apetite por causa das minhas dores nas costas	
16	Devido às minhas dores de costas, tenho dificuldade em calçar as meias (ou meias de ligas ou collants).	
17	Só consigo andar distâncias curtas por causa das minhas dores nas costas	
18	Estou a dormir menos por causa das minhas dores nas costas	
19	Por causa das minhas costas, alguém me ajuda a vestir-me	
20	Por causa das minhas costas, passo a maior parte do dia sentado	
21	Por causa das minhas costas, evito fazer grandes trabalhos em casa	
22	Devido às minhas dores nas costas, estou mais irritável do que o habitual e de mau humor com as pessoas.	
23	Por causa das minhas costas, subo as escadas mais lentamente do que o habitual	
24	As minhas costas mantêm-me na cama a maior parte do tempo	

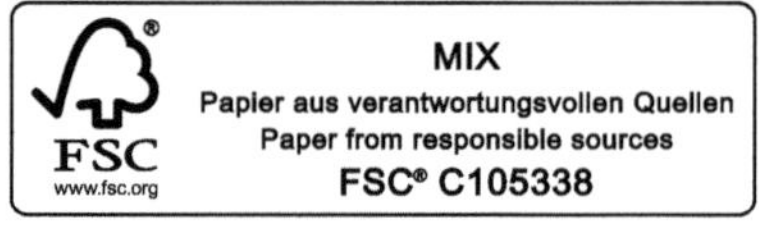

Printed by Books on Demand GmbH, Norderstedt / Germany